AF590217

ESQUISSE

DES PRINCIPAUX POINTS DE VUE

SOUS LESQUELS ON PEUT CONSIDÉRER

L'ANATOMIE DE L'HOMME

ET DES ANIMAUX

DANS SON ÉTAT ACTUEL,

Par M. Duvernoy,

Professeur au Collége de France, etc.

(Extrait du *Dictionnaire universel d'Histoire naturelle.*)

PARIS,

IMPRIMERIE DE GUIRAUDET ET JOUAUST,

RUE SAINT-HONORÉ, N° 315.

1840

ESQUISSE

SUR

L'ANATOMIE DE L'HOMME ET DES ANIMAUX.

On sait que le mot français **ANATOMIE** vient du grec ἀνατομή, qui veut dire dissection; d'ἀνα-τέμνω, je coupe à travers. Il exprime conséquemment une des opérations qu'emploie le plus fréquemment l'anatomiste pour découvrir la structure des *corps organisés.*

§ 1. — *De l'Anatomie en général.*

L'Anatomie est à la fois un art et une science. C'est l'art de séparer avec le scalpel, et de rendre évidentes, par ce moyen ou par d'autres procédés, les formes et les structures intérieures les plus intimes dont se compose l'organisme animal.

C'est aussi la science de l'organisation, ayant pour tâche de réunir les notions particulières ou générales acquises sur toutes les parties de cette organisation, extérieure ou intérieure, au moyen des instruments et des procédés de l'art de l'anatomiste.

L'organisation étant la première condition de la vie, on concevra facilement que son étude, objet de l'Anatomie considérée comme science, est la clef de toutes celles qu'il est possible d'entreprendre sur les êtres doués de la vie.

Dans l'état actuel des connaissances humaines, cette partie des sciences naturelles, qui expose avec ordre tous les détails de forme, de structure et de composition des machines organiques, doit comprendre, non seulement les tissus plus ou moins solides qui donnent à ces machines une forme déterminée; mais encore les liquides, et même les fluides aériformes, contenus dans les vides de ces solides, et dont la présence est plus ou moins essentielle pour l'accomplissement des diverses fonctions de la vie.

L'Anatomie est-elle une science par ellemême? Peut-on étudier uniquement dans le simple ordre des rapports de connexion, de forme ou de structure, indépendamment de leur emploi dans le grand phénomène de la vie, les diverses parties dont se compose l'organisme animal? C'est ce que nous examinerons dans ce paragraphe et dans les suivants.

L'usage des parties est le point de vue qui domine les descriptions anatomiques dès la plus haute antiquité. C'est ce point de vue qui transforme en notions plus ou moins générales ces simples impressions que produisent sur nos sens les formes et les structures des animaux, telles que nous les découvre l'art de l'anatomiste. C'est seulement en saisissant les rapports de ces formes et de ces structures, si nombreuses et si variées, avec les phénomènes multiples de la vie, que l'Anatomie peut s'élever du simple rang qu'elle occupe, comme art, à celui d'une science dont les abstractions, devenues graduellement et lentement de plus en plus générales, ont fini par aspirer à l'interprétation des lois les plus universelles touchant la composition, la formation, les transformations, et même les déformations des organismes.

L'Anatomie, considérée sous le point de vue de l'usage des parties, et conséquemment comme science, n'est donc qu'une section de la physiologie; c'est l'étude de l'organisation en repos, sorte d'introduction nécessaire, indispensable pour comprendre l'étude de l'organisation en action, qui constitue la physiologie ou la science de la vie.

L'exposé des faits, dans tous les ouvrages d'Anatomie concernant l'homme ou les animaux, a toujours lieu dans un ordre, soit exclusivement, soit plus ou moins physiologique. Les titres des divisions principales, ou tout au moins des divisions secondaires d'un traité quelconque d'Anatomie, expriment généralement soit les propriétés vitales ou les usages fonctionnels qui caractérisent les organes simples ou concrets, soit les systèmes d'organes dont les descriptions sont comprises dans le cadre de ces divisions.

§ 2. — *De l'Anatomie descriptive et générale, et particulièrement de l'Anatomie humaine, considérée sous le point de vue physiologique.*

L'Anatomie, ainsi que nous venons de le dire, est premièrement et essentiellement physiologique. Considérée sous ce premier point de vue, elle se compose de notions particulières, ou de déductions générales, qui permettent de la sous-diviser en *descriptive* et *générale*.

L'Anatomie physiologique est dite simplement *descriptive*, lorsqu'elle se borne à donner la description des parties de l'homme ou d'un animal, avec la simple indication de leurs usages ou de leurs propriétés vitales; mais sans insister sur ces usages, et sans établir de comparaison avec les parties semblables ou analogues, entrant dans la composition des autres animaux.

Dans cette analyse de l'organisme de l'homme ou d'un animal, on a d'abord étudié les organes concrets, servant à telle ou telle fonction : l'œil, par exemple, comme organe de la vue; le poumon, comme organe de la respiration; le cœur et les vaisseaux sanguins, comme servant à la circulation du sang; l'estomac et les intestins, comme chargés de cette élaboration des aliments nécessaire pour la composition du chyle, etc., etc.

En comparant plus tard ces organes concrets entre eux, sous le rapport des organes plus simples dont ils se composent, on est arrivé à des notions générales sur la composition de chaque organisme, et en premier lieu sur celle de l'organisme de l'homme.

L'estomac, ainsi décomposé par le scalpel et d'autres procédés, a montré, dans son agrégation organique, une membrane extérieure, qui a reçu le nom de péritonéale, recouvrant une couche de fibres contractiles qui forment sa membrane musculaire. On a vu que celle-ci était intimement liée à la précédente par une couche de lames blanches interceptant des vides, et formant le tissu cellulaire.

Une autre couche de ce même tissu fait adhérer, mais plus lâchement, la membrane musculaire à la membrane interne qui tapisse les parois de cette poche si merveilleuse dans sa fonction qu'on appelle *digestion*.

Destinée à supporter le contact immédiat des aliments et des boissons, enduite de mucosités, ayant dans sa structure des cryptes ou de petites cavités glanduleuses, dont les parois sont les organes sécréteurs de ces mucosités, cette dernière membrane se distingue des deux membranes précédentes par des propriétés vitales, organiques et physiques spéciales.

Des vaisseaux sanguins, artériels et veineux, des vaisseaux lymphatiques, des nerfs enfin, dont l'origine, les rapports et la distribution dans l'estomac ont des caractères particuliers, complètent et vivifient cet ensemble compliqué dont nous venons d'énumérer les différentes parties.

Une membrane très analogue à celle qui tapisse l'intérieur de l'estomac se retrouve, avec de légères modifications, dans toute l'étendue du canal intestinal. Une membrane ayant des caractères semblables tapisse l'intérieur de la vessie urinaire, et l'urètre, son canal excréteur. On en rencontre encore une autre très analogue dans l'intérieur des narines, de la cavité buccale, du conduit aérien pour la respiration, ou de la trachée-artère. Partout cette membrane a des caractères communs : ceux, entre autres, de tapisser des cavités qui ont une issue à la surface du corps; d'être plus ou moins enduites de mucosités, qui les préservent de l'action nuisible des corps étrangers qui traversent ces cavités, etc., etc. Ces caractères généraux lui ont fait donner la dénomination générique de *membrane muqueuse*, quel que soit l'organe concret où elle s'observe.

La membrane qui revêt l'estomac extérieurement se prolonge sur les intestins pour les envelopper d'une semblable manière. En l'étudiant avec soin dans toute sa continuité, on a remarqué que dans son ensemble elle forme, du moins dans le sexe masculin, un sac fermé de toutes parts, dont les parois extérieures adhèrent à celles de la cavité abdominale, et les tapissent; se replient de différents points de ces parois sur les viscères contenus dans cette cavité, les suspend à ses replis, et les fixe; dirige vers ces organes les branches et les rameaux vasculaires, ou les protége à leur retour de ces mêmes organes vers leurs troncs; en fait de même à l'égard des nerfs qui vont des centres nerveux aux viscères. Cette membrane, fine, blanche, d'un tissu serré, et ayant sa surface libre très lisse, et constamment humectée, dans l'état de vie, d'une vapeur séreuse, prévient les inflammations qu'auraient excitées les frottements des surfaces viscérales entre elles ou contre les parois mobiles de la cavité abdominale.

Une membrane entièrement semblable et par son tissu, et par sa continuité, formant un sac fermé de toutes parts, ayant sa surface interne libre et constamment humectée d'un liquide séreux, et sa surface externe adhérente aux parois de la poitrine, ou à la surface des poumons, autour desquels elle se replie, porte le nom spécifique de *plèvre*, de même que la première est appelée *péritoine*.

Mais ces caractères, communs dans la structure intime, les dispositions, et les fonctions, d'exhaler une humeur séreuse, qu'on retrouve encore dans le *péricarde*, ce sac membraneux qui revêt le cœur; dans l'*arachnoïde*, membrane qui est, pour l'encéphale et la moelle vertébrale, ce que le péritoine est pour les viscères abdominaux, la plèvre pour les poumons; dans la tunique vaginale des testicules, ou périddyme, etc., ont fait donner à ces membranes le nom générique de *séreuses*.

Une membrane ou couche musculeuse semblable à celle de l'estomac se voit encore autour des intestins, de la vessie urinaire, dans la même position relative.

Des faisceaux de même nature, plus ou moins nombreux, et prenant toutes sortes de formes dans leurs agrégations, entrent dans la composition de tous les muscles volontaires, c'est-à-dire de tous les organes irritables ou contractiles, que la volonté fait agir pour transporter l'animal d'un lieu dans un autre.

Dans tous ces organes concrets, les faisceaux musculeux les plus considérables sont composés de faisceaux plus petits, liés par du tissu cellulaire, et ceux-ci de fibres musculaires, cet organe élémentaire essentiellement contractile. (*V.* l'article *Animal.*)

En analysant l'estomac, en le décomposant dans ses organes élémentaires, nous l'avons vu composé de vaisseaux sanguins artériels et veineux, et de vaisseaux lymphatiques.

On retrouve les uns et les autres dans tous les organes concrets de l'organisme, liés les uns aux autres, communiquant les uns avec les autres, et formant un ensemble qu'on appelle *Système des vaisseaux sanguins*, *Système des vaisseaux lymphatiques*.

L'estomac n'est pas le seul organe concret pourvu de nerfs. Des filets nerveux ou des faisceaux de filets viennent, d'une manière évidente, animer de leur vie propre presque toutes les parties de l'organisme. Ils forment les nerfs de tous les organes qui vont aboutir, de ces différentes parties, soit au cordon principal des nerfs, lequel est renfermé dans le canal des vertèbres, soit aux différents centres de l'encéphale, que contient et protége le crâne, cette boîte osseuse de la tête.

Voilà donc encore un des organes élémentaires de l'estomac lié par sa structure et sa construction, ainsi que par ses propriétés vitales, à des éléments organiques semblables, appartenant à d'autres organes concrets, et formant un ensemble, au moyen des parties auxquelles ils aboutissent. C'est le *système nerveux*. (*V.* l'article *Animal.*)

La forme du corps humain est surtout déterminée, fixée par les parties osseuses, dont l'ensemble constitue le squelette. Les parties dures, ou les os, entrent dans la composition de beaucoup d'organes chargés de fonctions particulières. Elles renferment et protégent essentiellement, ainsi que nous venons de le dire, les principaux centres nerveux. Les organes de la vision, de l'audition, de l'odoration, de la gustation, sont plus ou moins à l'abri des lésions extérieures, sous des voûtes, ou dans des anfractuosités osseuses.

La cage osseuse de la poitrine renferme le cœur et les poumons, et conserve dans les parois solides une certaine mobilité pour le mécanisme de la respiration; mais c'est plus généralement pour la station et la progression sur deux pieds, et pour la préhension, que sont arrangés les leviers osseux de la colonne épinière et des membres, et admirablement adaptés les uns aux autres pour l'usage auquel chacun d'eux est particulièrement destiné. Toutes ces parties dures, osseuses, dont l'emploi est très varié dans les différentes parties de l'organisme, ont cependant des caractères communs de composition chimique, de composition élémentaire, de tissu, d'accroissement, qui distinguent cet ensemble qu'on peut appeler *Système osseux*.

Le corps est limité et protégé tout à la fois par la peau et les poils ou les cheveux qui s'élèvent à sa surface, et même par les ongles qui terminent les extrémités. Ces différentes parties, qui mettent tout l'organisme en rapport avec le milieu ambiant ou les agents physiques, et en général avec le monde extérieur, forment le *système tégumentaire*, dont l'étude se lie à celle de toutes les autres parties de l'organisme.

Enfin, tous les organes concrets, remplissant telle ou telle fonction particulière, sont composés, dans une proportion plus ou moins considérable, de ce tissu cellulaire que nous avons dit lier la membrane musculeuse de l'estomac, soit à sa membrane péritonéale, soit à sa membrane muqueuse. Ce tissu cellulaire est l'organe élémentaire le plus général et le plus simple.

Son étude dans toutes les parties de l'organisme, et les modifications qu'il y subit; celle de l'organe élémentaire nerveux et de son agrégation en système; celle de l'organe élémentaire musculeux, et des propriétés de la fibre musculaire dans tous les organes concrets où elle se rencontre; l'étude du système osseux, celle de la peau et des autres parties tégumentaires; l'étude des membranes séreuses, muqueuses, etc., etc.; celle des systèmes vasculaires sanguins, lymphatiques, considérés dans leur structure intime, dans leur disposition la plus générale, dans leurs propriétés chimiques, physiques, organiques, vitales, composent cette partie de la science de l'organisation qu'on appelle, depuis Bichat, *Anatomie générale*.

§ 3. — *De l'Anatomie comparée.*

C'est à la science de l'organisation des animaux qu'on a réservé le nom d'*Anatomie comparée*, parce que son étude, dans le principe, avait pour point de départ, pour sujet de comparaison, l'organisation de l'homme.

Sans doute l'Anatomie générale telle que Bichat l'a conçue est aussi une Anatomie comparée, mais bornée à l'étude de l'homme. Dans cette limite étroite, la science est loin d'atteindre l'exactitude, la vérité et les généralités qu'elle doit, qu'elle peut embrasser, lorsqu'elle s'étend à l'étude des animaux. Pour n'en citer qu'un exemple, les membranes séreuses étudiées dans les animaux vertébrés ne sont pas, sans exception, des sacs fermés de toutes parts, comme l'avait cru Bichat. La cavité du péritoine s'ouvre chez plusieurs poissons, soit immédiatement au dehors, derrière l'anus (les Saumons, les Lamproies), soit dans le cloaque (les Sélaciens).

Chez ces derniers, la cavité même du péricarde a une sorte d'embouchure dans celle du péritoine, et peut aussi, par cet intermédiaire, communiquer avec le milieu ambiant.

Chez les Oiseaux, les sacs des plèvres et du péritoine sont sous-divisés en cellules aériennes, dans lesquelles l'air de la respiration pénètre, et dont les parois intérieures se continuent largement avec la muqueuse des bronches. On ne voit donc plus dans toute cette classe cette séparation tranchée entre les séreuses et les muqueuses qui semble les caractériser lorsqu'on ne les étudie que chez l'homme. Il est vrai que leur communication chez la femme par le pavillon de la trompe était déjà une exception bien connue des anthropotomistes.

Qui aurait imaginé, avec les idées restreintes que donne l'Anatomie humaine, que le péritoine peut se prolonger en deux canaux étroits jusqu'à l'extrémité de la verge, ainsi que nous l'avons découvert dans les mâles des Tortues, et publié dès 1805 (*Leçons d'Anat. comp.*, t. V, p. 114 et 115, 1re édition), et que MM. Isidore Geoffroy et Martin Saint-Ange l'ont vu dans la verge des Crocodiles en 1826.

L'Anatomie des animaux peut être plus ou moins analytique, plus ou moins judicieusement comparative.

C'est en analysant successivement les organismes dont les formes extérieures se rapprochent, et ceux qui s'éloignent les uns des autres par ces caractères extérieurs, qu'elle parvient à reconnaître tous les rouages de ces machines plus ou moins compliquées, et le rôle qu'ils jouent dans la vie.

C'est seulement après cette analyse, souvent répétée, multipliée sur un grand nombre d'animaux, que l'Anatomie comparée parvient à déterminer les circonstances organiques qui peuvent faire l'objet de ses comparaisons. Cette science montre d'ailleurs, nous ne cesserons de le dire, bien des degrés de perfection dans ses analyses, dans l'étendue et la justesse de ses comparaisons, et dans les jugements qu'elle en tire.

Lorsqu'elle restreint à une seule classe, comme l'a fait Vicq-d'Azyr, dans son *Système anatomique*, l'étude des organes appartenant à une même fonction, elle est loin de pouvoir atteindre aux généralités scientifiques qu'elle doit embrasser.

Il était réservé au génie de Cuvier d'élever l'Anatomie comparée, en suivant les traces d'Aristote, au point de vue élevé et essentiellement physiologique des comparaisons à la fois les plus détaillées, les plus analytiques et les plus étendues.

Dans son discours d'ouverture du premier cours d'Anatomie comparée qu'il a fait au Jardin des Plantes, en décembre 1795, M. Cuvier annonce vouloir donner la préférence à la méthode physiologique sur la méthode zoologique, qui étudie classe par classe l'organisme animal. Il prévoit qu'en prenant chaque organe séparément, qu'en étudiant successivement les diverses modifications que cet organe éprouve dans toutes les classes, il sera conduit à toutes les comparaisons, à toutes les inductions qui pourront avancer la physiologie, le *vrai but*, ajoute-t-il, de la Zoologie.

Ce n'est pas que cette méthode physiologique soit exempte de difficultés. Il faut à la fois un esprit juste, exercé et pénétrant, pour reconnaître et déterminer un même organe à travers toutes les différences de structure, de forme, de développement, de position, et même de connexion, qu'il peut subir dans toute la série animale. Citons-en quelques exemples, afin de rendre nos idées plus claires, plus élémentaires.

Les anatomistes ne sont pas unanimes sur la détermination des différentes parties de l'encéphale des poissons, ou sur leur analogie avec celles de l'encéphale des trois classes supérieures des Vertébrés. Plusieurs nomment *tubercules optiques* ce que les autres considèrent comme des lobes cérébraux, etc., etc. (*Hist. natur. des Poissons*, par MM. Cuvier et Valenciennes, t. I, p. 420.)

Ils ont reconnu un équivalent du *Pancreas*, organe qui existe indubitablement dans les trois classes supérieures des Vertébrés, dans de petits tubes aveugles qu'on rencontre, chez beaucoup de poissons osseux, autour de l'origine du canal intestinal; ils ont même compris qu'en l'absence de ces boyaux pyloriques, certaine modification glanduleuse de la muqueuse intestinale, telle qu'on l'observe chez les Cyprins, pouvait remplacer les cœcums pyloriques.

Pour arriver à cette détermination de deux organes ainsi fondus l'un dans l'autre, dans ce dernier exemple, il fallait avoir observé le pancréas, l'avoir comparé dans l'Esturgeon, où il continue à se lier avec l'intestin, et tend à se diviser en tubes; dans le Polyodon, où cette division est déjà plus apparente; dans le *Xiphios gladius*, chez lequel elle est évidente, quoique encore très compliquée; jusqu'aux poissons où l'on ne compte plus que quelques cœcums pyloriques, qu'un seul même (*Mugil albula*).

Meckel avait méconnu l'existence de la rate chez la plupart des Ophidiens, parce qu'elle y est soudée avec le pancréas et confondue en apparence en un seul organe. Un examen attentif, une analyse de la structure différente des deux organes ainsi réunis, ont conduit sûrement à leur détermination. (*Fragments d'anatomie sur l'organisation des Serpents.—Annales des Sciences naturelles*, s. XXX.)

Les difficultés augmentent si l'on étend ces comparaisons du type des Vertébrés, si évidemment organisés d'après un même plan, aux trois types inférieurs.

L'existence du *foie* dans ce type supérieur des Vertébrés est encore facilement démontrable, ainsi que les modifications de forme et de volume qu'il y subit.

Une étude approfondie, plus généralement comparée, de ses différentes formes dans les Mammifères, a fait découvrir une forme-type, qui caractérise le foie de cette classe; elle a démontré que ce qu'on regardait comme des divisions sont, au contraire, des additions à la partie constante et conséquemment principale de cet organe; que chez certains Mammifères le foie a son plus haut degré de composition; que chez d'autres il est, au contraire, réduit, ou à peu près, à la partie essentielle : tel est, entre autres, celui de l'homme. (*Études sur le foie. — Annales des Sciences naturelles*, nov. 1835.)

Dans le type des Articulés, la détermination de cet organe, telle que la donne la science actuelle, est encore contestable pour un assez grand nombre de cas.

Ainsi, si je ne me trompe, on aurait pris de grands sinus veineux pour le foie chez les Squilles, qui appartiennent à la classe des Crustacés. (*Mémoire sur quelques points d'organisation des Squilles. — Annales des Sciences naturelles*, juillet 1837.)

Dans celle des Insectes, on a bien déterminé comme leur tenant lieu de foie, et probablement aussi de pancréas, de petits tubes aveugles, rappelant les cœcums pyloriques des poissons. Ces tubes ont leur embouchure dans différents points de l'intestin, assez généralement cependant près de l'estomac duodénal. Mais leur insertion, très rapprochée de la fin de cet intestin chez quelques uns, et avant tout la nature des substances qu'ils renferment, composées d'acide urique, ont démontré qu'on avait confondu l'organe remplaçant les reins, dans cette classe, avec l'organe biliaire. (*V.* à ce sujet l'observation de M. Aubé, rapportée par M. Audouin, *Annales des Sciences naturelles*, 2e série, t. V, et les *Leçons d'Anatomie comparée* de G. Cuvier, 2e édit., t. VII, p. 616-619.)

Les auteurs qui ont nommé et déterminé les différentes parties du canal alimentaire dans cette même classe des insectes sont loin de distinguer toujours la même partie par une même dénomination, et de lui reconnaître la même fonction. (*V.* à ce sujet la note que nous avons imprimée t. V, p. 601, de la deuxième édition des *Leçons d'Anatomie comparée.*)

Le type des Mollusques offrait de même de grandes difficultés pour la juste détermination des organes semblables ou du moins analogues à ceux des Vertébrés ou des Animaux inférieurs.

On doit dire qu'à cet égard la grande sagacité de M. Cuvier ne lui a pas fait défaut. Si quelques unes de ses déterminations, qui se trouvent dans la série des beaux mémoires qu'il a publiés sur les *Mollusques*, ont été contestées, des observations plus justes et moins partiales n'ont pas tardé à les confirmer.

Quand on descend au type des Zoophytes, où les organes se simplifient et tendent à se confondre, ainsi que les fonctions; où même les organes élémentaires (les nerfs, les muscles) finissent par disparaître ou par se fondre les uns dans les autres en une substance organisée d'une singulière homogénéité, comme dans les Hydres, les ressemblances ou les analogies deviennent encore plus difficiles à reconnaître.

On s'est servi, dans ces derniers temps, d'un procédé ingénieux pour y parvenir. Il s'agissait de l'organe mâle de la génération ou de l'organe sécréteur du sperme. On a pu s'assurer de son existence dans plusieurs animaux inférieurs (les *Actinies*, M. Wagner; les *Ascidies composées*, M. Milne-Edwards; les *Oursins*, M. Peters), en découvrant des Zoospermes dans le produit de la sécrétion et les réservoirs de cet organe.

Nous venons de voir qu'on avait suivi la même marche pour reconnaître dans les insectes l'organe sécréteur de l'urine.

Malgré ces difficultés, l'Anatomie comparée, telle que le génie de Cuvier l'a constituée, dans laquelle on observe, compare et juge, les différentes modifications organiques d'un même organe, remplissant une fonction analogue ou semblable dans la série animale ; dans laquelle on parvient à démêler le plan fondamental de cet organe, à travers toutes les transformations, les additions, les extensions, qui le perfectionnent, ou les soustractions qui le dégradent ; différences organiques qui font varier quelquefois à l'infini les phénomènes de la vie ; cette Anatomie, disons-nous, ainsi comprise, est la source à la fois la plus solide et la plus féconde, nous en sommes convaincu, à laquelle la physiologie puise ses propositions les plus évidentes.

L'étude comparée des organes concrets de tous les animaux conduisait à une description générale des systèmes d'organes, des organes élémentaires, et même des éléments organiques essentiels de l'organisation animale. (*V.* l'article *Animal.*)

Aussi trouvera-t-on déjà dans les généralités écrites par M. Cuvier, et mises en tête des *Leçons d'Anatomie comparée* (1re édit.), les traits principaux de cette Anatomie générale, dans laquelle la considération des fluides généraux, qui font essentiellement partie de l'organisation animale, occupe une place proportionnée à son importance et à l'étendue de la science.

Nous ne pouvons donc pas regarder l'*Anatomie générale de* Béclar comme le premier essai fait en France d'une introduction à cette étude des plus grandes générlités de l'organisation ; d'autant moins que les propositions concernant les animaux y sont restreintes, et qu'elles n'y sont pas fondées sur les propres observations de l'auteur. Ajoutons que, dans cet ouvrage, d'ailleurs si recommandable pour tout ce qui concerne l'Anatomie de l'homme, la description des fluides organiques a été entièrement omise.

§ 4.—*Anatomie comparée des sexes et des âges, ou des métamorphoses que subissent les organismes aux différentes époques de la vie ; Embryotomie.*

La science de l'organisation ne s'arrête pas à l'étude des organismes développés. Elle recherche les différences ou les ressemblances que les individus d'une même espèce, de même sexe ou de sexes différents, présentent aux différents âges, aux différentes époques de leur vie ; elle parvient ainsi à saisir les relations de ces changements physiques avec ceux observés dans les mœurs et dans toutes les fonctions, même les plus spéciales.

Cette même science a étudié successivement dans le règne animal, comme elle l'avait fait dans le règne végétal, la première apparition de l'ovule et de l'œuf, origine primitive de tout corps organisé ; les premiers linéaments du germe ; les enveloppes de celui-ci ; leurs rapports, leur liaison avec les organes de la mère, même avant l'imprégnation, et surtout après le concours des sexes, quand ce concours est nécessaire.

Elle suit les changements de forme de toutes les parties extérieures de l'embryon ou du fœtus, jusqu'à l'époque de sa vie indépendante. Elle pénètre dans son intérieur pour étudier l'apparition successive ou simultanée, transitoire ou permanente, de certains organes ; afin de reconnaître leur développement proportionnel ou inégal ; pour déterminer les métamorphoses successives qui s'opèrent dans la forme extérieure, dans celle des parties intérieures et dans leur structure, en un mot dans la composition organique du fœtus, aux différents âges de sa vie.

Cette *embryotomie*, qu'on appelle *embryogénie*, ou *germination*, lorsqu'on l'étudie avec la pensée physiologique, c'est-à-dire avec la considération de l'organisation en action, dans le but de comprendre la nutrition du germe et son développement, est une étude du plus haut intérêt.

C'est avec les matériaux fournis par cette partie importante de l'Anatomie comparée que l'esprit méditatif s'élève au point culminant de l'Anatomie spéculative, si dangereux pour la certitude du raisonnement.

§ 5. — *Anatomie des monstres, ou des déformations des organismes, ou Tératotomie.*

La base de l'Anatomie spéculative s'élargit encore lorsque l'on étudie les formations anormales des organismes. Cette dernière étude, ou l'Anatomie des diverses monstruosités, est une des parties les plus importantes de l'Anatomie comparée ; soit que l'on ait pour but de reconnaître les organes ou les systèmes d'organes qui sont les plus susceptibles de ces déformations ; soit que l'on cherche à déterminer les espèces de déformations et leurs limites ; soit que l'on ait en vue la viabilité des organismes ainsi déformés, et que l'on veuille en tirer la conséquence du rôle que joue, relativement à la durée de l'existence normale, tel ou tel rouage qui a changé de rapports, qui est en excès, ou qui a disparu dans l'organisme déformé (1).

L'ensemble de ces déductions de l'Anatomie des monstruosités constitue cette partie de la science de l'organisation qu'on appelle *Tératologie*, des mots grecs τέρας, prodige, monstre, et λόγος, discours.

§ 6. — *Anatomie philosophique, transcendante et spéculative.*

L'Anatomie devient *philosophique*, ou *transcendante* et *spéculative*, lorsqu'elle étudie l'organisation en elle-même pour en expliquer les lois; pour révéler celles que suivent les organismes dans leurs différents degrés de composition, dans leur développement; pour en tirer les conséquences les plus générales sur l'origine, la durée et les limites de la variabilité des espèces; pour apprécier enfin les conditions de l'existence.

On concevra facilement que cette partie de la science de l'organisation aura des degrés de certitude très différents, suivant qu'elle revêtira le caractère des sciences de raisonnement; qu'elle conservera celui des sciences d'observation, ou qu'elle prendra un caractère mixte entre les unes et les autres.

Dans le premier cas, elle aura le droit d'aspirer à la certitude mathématique, et elle en approchera beaucoup.

Dans le second, ses propositions conserveront le degré de certitude des sciences d'observation, lorsqu'elles seront logiquement déduites de faits bien observés, incontestables.

Dans le troisième, elle pourra devenir de plus en plus *spéculative*, lorsque, s'élançant dans l'espace au dessus des faits qui ont été son point de départ, elle ne les contemplera plus que de loin, qu'elle étendra son horizon au delà du cercle où ils sont renfermés, qu'elle les perdra même entièrement de vue, et qu'elle finira par ne plus s'appuyer sur la base solide de l'observation.

L'Anatomie philosophique est une création du siècle actuel. Dès 1800, Cuvier en publiait les bases dans ses Considérations sur l'économie animale, qu'il a mises en tête de l'ouvrage des *Leçons* (§ I, p. 45-60. Paris, an VIII, 1800). On y trouve surtout (art. IV) les principes les plus incontestables, l'exposé le plus clair de la *loi des conditions d'existence*, qui domine, à notre avis, et à laquelle sont subordonnées toutes les autres lois de l'économie animale.

Nous croyons devoir transcrire ici une grande partie de cet exposé, comme exemple propre à donner une idée juste de l'Anatomie philosophique, de cette science de l'organisation dont nous cherchons à faire comprendre la nature ou l'essence et toute la valeur, par l'appréciation impartiale de ses différent degrés de certitude.

Après avoir esquissé les principales différences dont les organes affectés à chaque fonction animale sont susceptibles, M. Cuvier fait sentir qu'on pourrait supposer celles d'un organe unies successivement avec celles de tous les autres, et qu'on produirait ainsi un nombre très considérable de combinaisons organiques, qui répondraient à autant de classes d'animaux.

« Mais, ajoute le fondateur de l'Anatomie » comparée, ces combinaisons, qui paraissent » possibles lorsqu'on les considère d'une » manière abstraite, n'existent pas toutes » dans la nature, parce que, dans l'état de » vie, les organes ne sont pas simplement » rapprochés, mais qu'ils agissent les uns » sur les autres, et concourent tous ensemble à un but commun. D'après cela, les » modifications de l'un d'eux exercent une » influence sur celles de tous les autres. » Celles de ces modifications qui ne peuvent pas exister ensemble s'excluent réciproquement, tandis que d'autres s'appellent pour ainsi dire..... C'est sur cette » dépendance mutuelle des fonctions, et ce » secours qu'elles se prêtent réciproquement, que sont fondées les lois qui déterminent les rapports de leurs organes, et » qui sont d'une nécessité égale à celles des

(1) Voir le t. II de la *Philosophie anatomique*, qui traite des *monstruosités humaines*, par M. le chevalier Geoffroy Saint-Hilaire, Paris, 1822, pour les principes de classification des monstruosités et les limites des déformations. Voir encore le *Traité de Tératologie*, par M. Isidore Geoffroy Saint-Hilaire.

» lois métaphysiques ou mathématiques : » car il est évident que l'*harmonie convenable entre les organes qui agissent les uns sur les autres est une condition nécessaire de l'existence.* »

Il y a dans cette grande et première *loi des conditions d'existence* la cause finale de la durée de la vie, pendant un temps déterminé, pour chaque individu, pour chaque espèce.

Toutes les causes finales, ces nombreuses modifications organiques qui font varier à l'infini les rapports des êtres animés et les fonctions particulières dont se compose leur existence, sont subordonnées à cette première nécessité.

L'observation certaine montre qu'entre les limites assez étendues des conditions d'existence il y a de grandes variations dans la composition des organismes.

« Tel organe est à son plus haut degré de » perfection dans une espèce, et tel autre » l'est dans une espèce toute différente. » (*Ibid.*)

D'un autre côté, la vie ne saurait être élevée à un certain degré dans un organe ou dans un système d'organes, qu'elle ne soit diminuée dans les autres parties (1).

Après avoir reconnu les limites assez étendues que la *loi des conditions d'existence* a posées pour les différentes combinaisons organiques; après avoir établi que le nombre de ces combinaisons diminue avec l'importance des organes ou des systèmes d'organes; qu'il augmente au contraire et se multiplie à l'infini dans toutes les parties accessoires; après avoir signalé ces dégradations successives que suit un même organe, jusqu'à ce qu'il n'en existe plus qu'un vestige (2) et comme pour témoigner du plan général d'organisation d'après lequel l'organisme dont il fait partie a été conçu;

Après cette *loi du balancement des forces* destinée à devenir l'un des fondements les plus solides de la philosophie médicale; il restait à reconnaître et à démontrer la *loi du balancement des organes*, ou de l'accroissement, du développement inverse de certaines parties corrélatives, dans un seul et même organisme. Cette loi achève de donner l'intelligence des modifications si nombreuses d'un même plan de composition des organismes appartenant à une seule classe ou à un seul type; elle explique surtout les limites des déformations organiques, et c'est particulièrement l'étude de ces déformations et l'aperçu profond de ces limites, qui paraissent avoir révélé cette *loi* à son illustre auteur, M. Geoffroy Saint-Hilaire (1).

L'Anatomie philosophique étudie l'ensemble des organismes ou leurs différentes parties, indépendamment de leurs usages. Elle cherche à découvrir les similitudes ou les analogies que présentent ces organismes dans leur composition; elle s'applique à déterminer les parties qui sont identiques, malgré les différences de leur emploi.

Son degré de certitude, dans cette voie, dépend du rapport des faits observés avec les conclusions qu'elle en tire.

Lorsque ses propositions sont rigoureusement déduites de l'exacte observation, nous ne cessons de la considérer comme vraiment philosophique.

Ainsi l'unité de plan de certains groupes du règne animal, des Vertébrés par exemple, est une vérité bien démontrée, formant un des principes les plus incontestables de l'Anatomie philosophique. Mais cette partie fondamentale de l'Anatomie n'est plus que *spéculative;* elle devient plus ou moins conjecturale, lorsqu'elle s'efforce de rattacher les innombrables différences de l'organisation à une unité idéale de formation ou même de composition.

Cette unité semblerait, au premier aperçu, devoir être pour l'anatomiste ce qu'est pour le peintre ou le sculpteur l'idéal de la beauté. Mais il y a cependant cette grande différence, que le génie de l'artiste peut réaliser, peut matérialiser sa création sur la toile ou le marbre; tandis que l'Anatomie spéculative n'a pas la puissance d'individualiser la sienne, et qu'elle est destinée à rester dans le vague de l'idéologie.

Si la détermination d'un même organe, remplissant une même fonction, devient quelquefois très difficile, ainsi que nous l'a-

(1) Réflexions sur les corps organisés, — *Magasin encyclopédique*, par C. L. Millin, p. 470. Paris, 1er brum. an 8 (1799).

(2) M. Cuvier, *ibid.*

(1) *Philosophie anatomique des difformités humaines*, p. 32 et 240. Paris, 1822.

vons démontré en parlant de l'Anatomie physiologique, surtout quand on s'avance au delà des Vertébrés, on concevra que les difficultés doivent augmenter lorsqu'il s'agit de déterminer l'identité des parties dans des classes ou même dans des types différents, lors même qu'il n'y a plus de ressemblance dans les fonctions. Il en résulte que les aperçus peuvent perdre peu à peu cette évidence de l'Anatomie positive, plus rapprochée des faits, et que ces aperçus doivent être plus ou moins contestables.

On a dû chercher une boussole pour se guider dans cette nouvelle voie. On a cru l'avoir trouvée dans le *principe des connexions*, c'est-à-dire de la dépendance mutuelle, nécessaire, et par conséquent invariable, des parties (1).

Dans beaucoup de circonstances, ce principe est incontestable, dans son application comme en théorie.

Ainsi, les organes des sens spéciaux se rattachant, par les nerfs qui les constituent, au centre principal du système nerveux, on arrive, avec certitude, de l'œil, par le nerf optique, à la détermination du cerveau.

Mais ce principe des connexions, remarquons-le bien, ne donne que certaines positions relatives, dont les unes sont fonctionnelles ou physiologiques, dont les autres sont encore pour la science absolument irrationnelles. Nous rangerons parmi ces dernières la situation du principal cordon des nerfs, qu'il faudra chercher, dans toute espèce d'animal articulé, à la face abdominale du corps, et sous le canal alimentaire, et non à sa face dorsale, comme dans les animaux vertébrés.

Le *foie*, au contraire, étant un annexe physiologique du canal alimentaire, c'est autour de ce canal, en union, en fusion même avec ses parois, qu'on devra tenter d'en constater la présence et d'en découvrir les modifications.

Un organe de respiration circonscrit, unique ou multiple, sera toujours en connexion physiologique, en rapport intime, avec les principaux troncs ou les principales branches du système vasculaire sanguin, et celles-ci serviront à faire reconnaître cet organe de respiration, quelle que soit sa position si variable, soit à l'intérieur, soit à l'extérieur du corps.

Les Mollusques ont, très généralement, la dernière partie du canal intestinal en rapport avec la cavité des organes de la respiration. J'ai compris la raison physiologique de cette connexion, utile dans ce type pour la défécation, de même que celle qui existe entre cet intestin et certaines parties du mécanisme de la respiration (le diaphragme, les muscles abdominaux), dans le type des Vertébrés.

Mais le principe des connexions abandonne souvent l'anatomiste, surtout lorsqu'il cherche à le reconnaître dans le dédale de l'organisation des animaux sans vertèbres.

Les Mollusques, les Zoophytes, montrent dans leurs organes de génération les connexions les plus variées, les plus bizarres. Chez plusieurs Polypes à polypiers, l'ovaire devient même extérieur, comme dans les plantes. Relativement à ces organes, le principe des connexions me paraît absolument insaisissable chez les animaux inférieurs.

Le squelette des animaux vertébrés présente, dans l'ensemble de sa composition, une unité de plan, et conséquemment de pensée créatrice, qui se fait jour à travers les différences qui semblaient devoir la voiler à notre intelligence. C'est à l'Anatomie comparée, à peine constituée comme science, qu'on doit cette importante découverte, qui date des premières années du siècle actuel.

Elle devient indubitable, même dans les détails, pour la composition de la tête osseuse, lorsqu'on se sert du principe des connexions, ainsi que l'a fait M. Geoffroy Saint-Hilaire, et qu'on a soin de comparer le jeune âge ou l'état fétal (1) des Mammifères et des Oiseaux avec celui des Reptiles ou des Poissons, ou même avec leur état adulte.

Cependant, si l'on veut tenter de porter plus loin ces aperçus des ressemblances; si l'on essaie la démonstration de l'identité,

(1) M. Geoffroy Saint-Hilaire, *ibid.*, p. 32 et 417.

(1) Voir, pour l'histoire de la science sur ce sujet important, l'opinion de M. Cuvier, rapportée par M. Geoffroy (*Philosophie anatomique*, t. II, p. 32 et suiv.), et les premières pages du t. V, deuxième partie, édit. in-4°, des *Recherches sur les ossements fossiles*; enfin l'*Histoire naturelle des Poissons*, par MM. Cuvier et Valenciennes, t. I, p. 506 et suiv.

ou seulement de l'analogie de composition de toutes les parties de ce squelette, on est forcé d'admettre de simples conjectures pour des vérités; et, dans ce vaste champ, la manière de voir de l'Anatomie spéculative varie presque autant que le nombre des savants qui s'escriment dans cette lice : car c'est ici une véritable lutte d'opinions contradictoires.

Pour n'en citer qu'un exemple, rappelons que l'opercule des Poissons, ou ses différentes pièces, a été successivement considéré comme l'analogue du cartilage thyroïde divisé, comme les pariétaux détachés du crâne, comme l'os jugal et les pièces de la mâchoire inférieure des reptiles, qui s'y trouvent de plus que dans les poissons; comme les analogues des osselets de l'ouïe; enfin comme n'ayant pas d'analogues dans les autres classes des Vertébrés (1).

L'idée ingénieuse et profonde qu'avait eue M. Geoffroy Saint-Hilaire, pour comparer la composition osseuse des quatre classes des Vertébrés, de prendre celle des Oiseaux et des Mammifères dans le jeune âge, ou même dans leur fœtus, avant la soudure de certains os, et lorsque cette tête est encore divisée en un grand nombre de parties; cette heureuse idée, remaniée par l'Anatomie spéculative, est devenue la source de tout un système sur le développement successif et graduel des animaux supérieurs.

Sans doute, le spectacle surprenant des métamorphoses que subissent les Reptiles batraciens et les Insectes a pu conduire à la conception de ce système. On y admet, comme un principe fondamental de l'embryogénie, que les embryons ou les fœtus des animaux supérieurs passent par tous les degrés inférieurs de l'organisation, à partir de celle du Polype, avant d'atteindre la perfection organique de l'Oiseau ou du Mammifère. Cette hypothèse de l'Anatomie spéculative a fait déterminer comme des branchies les fentes cervicales découvertes chez les très jeunes fœtus de ces deux dernières classes, et des reptiles non sujets aux métamorphoses.

On n'avait cependant démontré que l'existence de plusieurs branches artérielles paraissant répondre à ces solutions de continuité de la peau; mais sans aucun appareil capillaire pouvant caractériser un organe de respiration.

J'ai toujours considéré ces fentes apparentes comme un développement inégal des parois du pharynx, etc.

M. Serres, qui a publié une opinion analogue, vient de démontrer surabondamment que ces fissures cervicales, comme toutes les autres ouvertures de la surface du corps dans les fœtus, sont bouchées par la membrane réfléchie de l'amnios, et que l'eau renfermée dans ce sac membraneux ne peut y pénétrer; sinon, faut-il ajouter, par imbibition (1).

On sait que les premiers linéaments des embryons des Vertébrés se composent de l'encéphale et de la moelle épinière, qui s'y montrent avant les autres systèmes, et dans un développement proportionnel extraordinaire.

Comment concilier cette première apparition des centres nerveux, cette composition primitive nerveuse, incontestable, de l'embryon d'un Vertébré, avec l'idée très hypothétique qui voudrait en faire un Polype, c'est-à-dire un animal inférieur, dans lequel on n'a pu découvrir jusqu'à présent de nerfs distincts ?

Ces exemples suffiront, j'espère, pour faire comprendre les différents degrés de certitude qui caractérisent l'Anatomie philosophique et l'Anatomie spéculative, et combien celle-ci devient conjecturale, lorsqu'elle abandonne presque entièrement la voie de l'observation pour s'élever dans l'espace sans bornes des idées de pur raisonnement.

Sans doute de grands noms se rattachent à cette manière de philosopher sur l'organisation et la vie; mais la jeunesse, à laquelle cet article est destiné, devait être prémunie contre l'entraînement de ces exemples d'une aussi puissante autorité. Cet entraînement la conduirait presque toujours hors de la ligne étroite, mais sûre, de l'observation et de l'expérience, telle qu'Aristote et Cuvier l'ont tracée pour l'histoire naturelle; telle que Bacon en a posé les bornes infranchissables, du moins pour tous ceux qui auront à cœur de contribuer aux progrès réels des sciences d'observation.

(1) Voir à ce sujet la note 1 de la page 6 des *Recherches sur les ossements fossiles* de G. Cuvier, t. V, première partie. Paris, 1824.

(1) *Comptes rendus des séances de l'Académie des sciences*. 1839, t. IX, p. 383; 1840, premier semestre, p. 273.

Après ces différentes manières d'envisager l'Anatomie ou la science de l'organisation considérée en elle-même, nous avons à l'étudier dans deux de ses applications les plus importantes, je veux dire dans ses rapports avec la Classification des animaux, et avec cette partie de la Géologie qu'on appelle la Palæontologie.

§ 7. — *Anatomie systématique ou classique.*

L'Anatomie systématique est l'application de la connaissance de l'organisation à la classification des animaux; on pourrait, conséquemment, l'appeler *Anatomie classique*.

Si la connaissance de l'organisation est la clef de la Physiologie ou de la Biologie, si elle est éminemment utile pour arriver à l'intelligence de la nature des animaux, on concevra que cette étude, conduisant à la juste appréciation des différences ou des ressemblances organiques qu'ils présentent aux yeux de l'observateur qui les compare, devient la base solide, la base unique, sur laquelle doit s'élever la méthode naturelle de leur classification.

Cette méthode, qui divise le règne animal en un certain nombre de groupes, successivement sous-divisés eux-mêmes d'après des différences organiques, graduellement moins importantes; qui réunit dans un même groupe les animaux qui ont entre eux le plus grand nombre de ressemblances; cette méthode, disons-nous, considère tout l'ensemble de l'organisation, toutes les différences ou toutes les ressemblances qu'elle peut présenter, pour en tirer des conclusions sur la distribution du règne animal en types ou embranchements, en classes, en ordres, en familles, en genres ou en espèces. (Voyez *Méthode naturelle*.)

Ainsi le principe de la méthode naturelle de classification des animaux est fondé sur certaines différences et sur certaines ressemblances dans leur composition organique, que l'Anatomie comparée fait connaître. Nous verrons, au mot *Composition organique*, que ces différences ou ces ressemblances peuvent être très importantes, fortement tranchées, et qu'elles indiquent, dans ce cas, des plans d'organisation très distincts, qui constituent les types ou les premiers groupes de la méthode. Ces différences sont une conséquence nécessaire de la *loi des conditions d'existence*. Cette loi, que nous avons exposée dans le paragraphe précédent, démontre qu'il y a certaines combinaisons organiques qui se repoussent, parce qu'elles seraient incompatibles avec la durée de l'existence. Il en résulte nécessairement des rapports ou des différences très variés entre les êtres vivants, et entre les animaux en particulier, et l'impossibilité de les ranger sur une même ligne ou sur une même échelle, qui ferait monter ou descendre de l'un à l'autre par des degrés très faibles, presque insensibles, indiquant de simples nuances de perfection ou de dégradation dans toute leur organisation (1).

C'est un principe reconnu par tous les vrais naturalistes classificateurs, établi déjà par Linné, que les caractères distinctifs des êtres, que ceux des animaux en particulier, doivent être pris de leur conformation et non de leurs mœurs, ou de propriétés et de phénomènes qui ne se manifesteraient pas en tout temps.

Mais la *méthode naturelle* de classification, appliquée par Cuvier à tout le règne animal, a donné singulièrement d'extension à ce précepte. Dans l'état actuel de la science, tous les cadres de la méthode naturelle ont chacun leur étiquette, exprimant des caractères d'organisation ou des caractères anatomiques.

On concevra facilement, d'après cela, toute l'importance, toute l'utilité de l'Anatomie comparée, dans ses nombreuses applications, dans ses applications journalières à la méthode naturelle.

C'est une pierre de touche indispensable pour juger tous les essais de classification, faits avec la prétention d'être les plus conformes à la nature.

§ 8. — *Anatomie géologique ou palæontologique.*

J'appelle ainsi l'application des connaissances anatomiques les plus détaillées, les plus spéciales, comme les plus générales, pour distinguer et rapporter à leur espèce,

(1) *Leçons d'Anatomie comparée* de G. Cuvier, t. I, p. 41 à 60. Paris, 1800.

à leur genre, à leur famille, à leur classe, les débris des corps organisés, ceux des animaux en particulier, qui ont été enfouis par les révolutions du globe, dans les différentes couches de son écorce.

Ces débris sont toutes les parties dures qui ont pu résister aux agents physiques, au poids des masses terreuses qui les ont recouvertes. Ce sont des squelettes, des portions de squelettes, des os, des dents, leurs fragments, des écailles, et d'autres parties dures tégumentaires des animaux vertébrés. Ce sont des coquilles ou des débris de coquilles des Mollusques, ou des parties calcaires ayant appartenu à quelque portion de leur canal alimentaire. Ce sont encore les parties dures des Crustacés; ce sont ces polypiers calcaires, rarement siliceux, dont les nombreux restes caractérisent les terrains littoraux.

Rarement a-t-on lieu d'examiner des animaux entiers, comme les Insectes assez nombreux qui ont été enveloppés par la matière encore liquide de l'ambre jaune ou du succin; ou comme le Rhinocéros et l'Éléphant, découverts en Sibérie, non loin des plages de la mer Glaciale, et conservés, selon toute apparence, pendant des milliers d'années, dans les glaces formées par un refroidissement subit de ces latitudes hyperboréennes.

Les différents sujets d'observation de cette Anatomie, souvent plus ou moins mutilés, incomplets, exigent donc une grande habitude, une connaissance approfondie de l'organisation actuellement existante à la surface du globe, pour établir des comparaisons certaines avec cette organisation des temps passés.

Une étude raisonnée de celle-ci a bientôt démontré que les mêmes lois règlent l'une et l'autre.

Leur exacte appréciation et les justes applications qu'on peut en faire ont été pour la première fois mises en pratique, d'une manière générale, par G. Cuvier, dans ses nombreuses et persévérantes recherches sur les ossements fossiles (1).

La méthode que sa science, nous devrions dire son génie, lui a suggérée pour parvenir à restituer les squelettes et les formes principales des Mammifères, des Oiseaux, des Poissons ou des Reptiles fossiles, avec leurs débris dispersés çà et là; cette méthode, disons-nous, restera toujours comme un modèle de l'application à la Palæontologie des connaissances de détail les plus minutieuses, et, à la fois, les plus générales de l'organisation (2).

§ 9. — *Des procédés que l'Anatomie emploie pour mettre en évidence les différentes parties de l'organisation, ou de l'art de l'anatomiste.*

Nous l'avons dit en commençant cet article, l'Anatomie n'est pas seulement une science, c'est également un *art*, au moyen duquel celui qui le possède complétement peut mettre en évidence les parties les plus cachées, les plus déliées de l'organisation.

Ses procédés sont nombreux et variés; nous nous bornerons à passer en revue les principaux.

Dissection. — Le premier, le plus fréquent, celui qui a valu à l'Anatomie son nom, consiste dans la *dissection*, c'est-à-dire à séparer, avec le scalpel, les organes réunis, confondus; à découvrir ceux qui sont cachés dans la profondeur des autres, en coupant la substance de ceux-ci; à rompre les fils qui lient la trame, ou ceux qui unissent la chaîne des tissus organiques, afin de rendre visibles et distinctes les parties élémentaires qui entrent dans la composition de ces tissus.

Un procédé de dissection trop négligé peut-être par les anatomistes, qui s'attachent surtout au précédent, c'est-à-dire à délier, à dégager les organes concrets ou les organes élémentaires du tissu cellulaire qui les enveloppe, est celui de faire certaines coupes de ces organes, qui peuvent donner facilement et promptement une idée de leur composition, et de la position relative des parties élémentaires ou autres qui y sont agrégées.

(1) Elles ont été consignées dans les *Recherches sur les ossements fossiles*, vol. I-V, in-4. Paris, 1821-1824.

(2) *Rapport historique* sur les progrès des sciences naturelles de 1788 à 1807, rédigé par G. Cuvier, p. 177 et 302. Paris, Verdière et Lagrange, 1828, in-8.

Dissection dans l'eau. — Lorsque l'organe que l'on veut analyser par la dissection est petit, le procédé qui consiste à le placer dans une assiette ou dans un petit bassin rempli d'eau ; à le fixer avec des épingles sur un plateau de cire, qui est lui-même adhérent à une lame de plomb, est extrêmement utile pour distinguer les parties les plus délicates de la structure des organes ou les tissus qui ont peu de consistance.

Le poids de l'eau, la moindre légèreté spécifique de ces organes ou de ces tissus, détermine dans ce liquide, sans efforts, sans déchirure, le déploiement des filaments les plus déliés des membranes les plus minces. Les épingles et la cire donnent des moyens faciles de les étaler à volonté, et de les montrer sous l'aspect le plus favorable aux recherches et aux observations. C'est par l'emploi de ce procédé que M. Cuvier est parvenu à faire ces belles, et cependant si difficiles Anatomies des mollusques ; et ensuite ces admirables dessins qui représentent, avec tant de vérité et de clarté, l'organisation compliquée de ces animaux. Ce procédé a été pour le maître de la science l'occasion d'une grande partie de ses découvertes en Anatomie. Il est devenu, entre les mains des nombreux anatomistes que M. Cuvier a rendus témoins de sa grande utilité, un moyen de succès nombreux dans les recherches qu'ils ont entreprises pour l'avancement de la science de l'organisation. Ce simple procédé doit donc être mis au rang des plus utiles qu'emploie l'art de l'anatomiste.

Procédé des injections. — Les vaisseaux, les canaux, les sinus plus ou moins anfractueux, dont peuvent se composer les différents organismes, les communications de ces diverses capacités entre elles ou avec d'autres parties du même organisme, leurs directions différentes, leur étendue, leurs divisions, leurs rapports, sont mis en évidence par *les divers procédés des injections.*

Ils consistent, le plus souvent, à introduire dans ces capacités vasculaires ou autres des substances colorées, liquides au moment de leur introduction, mais susceptibles de se solidifier, et de prendre plus ou moins de consistance par le refroidissement et le repos.

C'est par ce moyen ingénieux des injections que l'anatomiste met en évidence les réseaux vasculaires les plus déliés à la surface des organes, et qu'il parvient à les découvrir, avec le scalpel, dans leur profondeur. C'est par ce procédé des injections colorées que Ruisch avait acquis une réputation extraordinaire ; réputation qui était relative à son époque, et que ses préparations ne pourraient plus lui mériter, à en juger du moins par le petit nombre de celles qui existent dans les collections de l'université de Leide.

Injections au mercure. — Le procédé des injections consiste souvent à se servir du mercure, dont le poids, mesuré à volonté par la colonne de ce métal qui s'élève dans le tube ou siphon employé pour cette espèce d'injection, suffit pour pénétrer dans les vaisseaux les plus fins, les plus capillaires, et pour vaincre la résistance de leurs parois à sa pénétration. C'est par ce procédé des injections au mercure que le système lymphatique a été successivement découvert dans l'homme et dans les animaux vertébrés.

Alimentation colorée ou colorante. — Je ne puis m'empêcher d'indiquer ici le procédé des *injections naturelles*, ou l'introduction, dans l'état de vie, de l'eau colorée par le carmin ou l'indigo, pour dessiner et rendre évidentes les formes du sac ou du canal alimentaire des animalcules homogènes. On sait que M. Ehrenberg, qui s'est servi de ce procédé avec plus de succès que ses prédécesseurs, appelle ces animaux polygastres, parce qu'il a rendu évident par cette nutrition colorée un grand nombre de poches accessoires, en apparence, du sac ou du canal alimentaire, qui se sont remplies de cette eau rouge ou bleue, et qu'il regarde comme autant d'estomacs.

C'est encore le cas de parler de la garance, de cette substance colorante, qui, mêlée aux aliments des jeunes animaux, dans les expériences anciennes de Duhamel, rougit leurs os en se combinant aux sels calcaires que la nutrition y dépose, et donne la marche, montre les traces de leur accroissement successif.

M. Flourens, qui a eu l'heureuse idée de reprendre ces expériences, vient de montrer qu'au point de vue actuel de l'anatomie et de la physiologie, c'est, pour ainsi dire, un procédé nouveau, au moyen duquel on peut espérer d'importantes découvertes sur la structure des os et des dents, et sur leur accroissement (1).

Procédés chimiques soit pour augmenter la consistance des organes, soit pour ramollir et même dissoudre quelques parties élémentaires des organes concrets. — L'art de l'anatomiste met souvent en usage la *macération*, c'est-à-dire le séjour dans l'eau des parties organisées, afin de ramollir, de fondre, de dissoudre les filets, les lames du tissu cellulaire, qui lient, qui unissent certaines membranes entre elles, et qu'on parvient ainsi à détacher, à isoler les unes des autres, pour les observer et les décrire séparément.

C'est un moyen d'analyser les organes concrets, afin de prendre une idée plus nette de leur composition, en facilitant les procédés de dissection employés pour les décomposer.

Dans une vue tout opposée, celle de donner plus de consistance aux organes, toujours afin de faciliter leur dissection, on peut faire macérer les substances animales dans l'alcool, ce qui les durcit, rend les filets nerveux et les fibres musculaires plus apparentes, et facilite les procédés de dissection au moyen desquels on cherche à isoler les nerfs ou les muscles. Plusieurs autres procédés chimiques peuvent servir à durcir, à ramollir, ou même à fondre, à dissoudre, à enlever ainsi certains éléments organiques, afin de mettre à découvert d'autres parties des organes concrets. Tel est celui au moyen duquel on enlève des os ou des dents, sans les déformer, tous les sels calcaires dont ils sont pénétrés, en plaçant ces organes dans un acide minéral plus ou moins étendu d'eau.

Microscope. — La vue simple est loin de pouvoir nous révéler tous les détails de l'organisation ; tous les attributs physiques de forme, de couleur, de densité, qui distinguent les tissus des animaux ; tous les caractères physiques et même organiques que présentent leurs fluides.

Heureusement que la découverte du microscope a mis les anatomistes à même de pénétrer plus avant dans l'intimité de l'organisation, de distinguer des formes qui n'ont qu'un millième de ligne de diamètre ; de voir distinctement celles qui ne s'élèvent qu'à un centième, à un deux-centième, ou même à un trois-centième de millimètre.

Ce moyen, qui n'est pas exempt de beaucoup d'illusions, avait merveilleusement servi à Leuwenhoeck, à la fin du 17e siècle, malgré les imperfections de l'instrument dont il pouvait disposer, à faire ses belles et étonnantes découvertes sur les animalcules, les zoospermes, les globules du sang, la circulation de ce fluide dans les vaisseaux capillaires de plusieurs animaux, etc., etc.

Beaucoup trop négligé par les anatomistes du 18e siècle, il a été repris par les anatomistes de l'époque actuelle comme un moyen d'investigation indispensable, auquel on peut avoir recours avec beaucoup moins de dangers d'erreurs, par suite des perfectionnements que la physique a apportés à cet instrument précieux, et de l'expérience acquise de ses avantages et de ses inconvénients, par l'usage journalier qu'en font un grand nombre d'anatomistes. Le microscope dévoile à nos yeux l'organisation intime jusque dans les éléments les plus simples, ceux où se passe le mystère de la vie.

Non pas que cette révélation soit toujours tellement concordante dans les observations des micrographes les plus exercés, qu'on puisse, qu'on doive y ajouter une foi absolue, et sans la réserve de quelques doutes.

Il suffira, pour en juger, de jeter un coup-d'œil sur l'utile recueil d'*Anatomie microscopique* publié par M. *L. Mandl.* (Paris, Baillière, 1838-1839.) On y apprendra, entre autres, combien il y a eu jusqu'à présent de manières de voir au sujet de la fibre musculaire élémentaire, dans les descriptions écrites et figurées qu'en ont données les observateurs micrographes.

Dessins, gravures. — Les dessins et les gravures, qui multiplient l'image des formes que l'anatomiste aurait souvent beaucoup de peine à faire connaître avec le simple langage, sont des moyens très utiles de donner l'intelligence des faits dont l'Anatomie se compose, et d'en conserver la mémoire ; ils servent conséquemment à répandre les connaissances anatomiques. L'art du dessin et celui de la gravure doivent donc être comptés parmi les procédés de l'art de l'anatomiste.

La connaissance des formes organiques

(1) *Comptes rendus de l'Académie des sciences* de 1840, premier semestre, p. 143, 505 et 429.

étant, en définitive, l'objet de l'Anatomie, li est facile de concevoir l'immense utilité du dessin pour en conserver soi-même le souvenir, pour en transmettre aux autres une idée exacte. Le jeune anatomiste qui voudra faire de rapides progrès dans la connaissance de ces formes si nombreuses et si variées devra dessiner toutes les préparations qu'il aura l'occasion d'en faire. L'art du dessin lui sera surtout indispensable s'il se destine à l'enseignement. M. Cuvier n'a pas dû seulement à la grande lucidité de ses idées et de son langage le succès soutenu de son enseignement; les figures qu'il traçait à la craie avec une facilité et une justesse admirables, en donnant rapidement un corps à ses pensées, servaient merveilleusement à les faire comprendre.

Nous ne saurions donc trop recommander l'art du dessin à la jeunesse studieuse qui aura à cœur de se distinguer par des connaissances solides en anatomie, et qui aspirera à contribuer aux progrès de cette science.

Nous lui citerons comme des modèles à imiter, autant que possible, pour la clarté et la bonne exposition des objets, les gravures sur l'*Anatomie des Mollusques* publiées dans le recueil des Mémoires de M. Cuvier sur ces animaux, d'après ses propres dessins.

Les planches de *Lyonnet*, dans son ouvrage sur l'*Anatomie de la chenille qui ronge le bois de saule*; celles de M. *Strauss-Dürckheim* sur *celle du hanneton*, ont une perfection qu'il sera toujours bien difficile d'atteindre.

Celles annexées aux nombreux mémoires de M. Léon Dufour sur tous les ordres de la classe nombreuse des insectes, et qui ont été gravées d'après les beaux dessins de cet Anatomiste distingué, donnent un grand prix à ses très utiles travaux. Parmi les anatomistes actuels qui dessinent avec une grande perfection, je dois encore citer M. Milne-Edwards, et plus particulièrement ses beaux dessins sur l'organisation des Zoophytes et des Crustacés, ou sur la circulation des Annélides, publiés dans la nouvelle édition du *Règne animal* de G. Cuvier; feu Dugès, pour ses dessins d'Anatomie zoologique ou physiologique des Arachnides, insérés dans le même ouvrage; et M. L. Doyère, pour ceux concernant les Insectes; M. Martin Saint-Ange, entre autres, pour son beau *Tableau de la circulation du sang* dans le *fœtus*, sujet d'un prix décerné à cet anatomiste par l'Académie des sciences; et M. Guérin-Ménéville, pour ses dessins d'anatomie zoologique de la bouche des Insectes, que ce savant entomologiste a publiés dans son *Iconographie du règne animal* de G. Cuvier.

Il y a dans les dessins d'Anatomie zoologique ou physiologique un art particulier de montrer les formes et les rapports les plus caractéristiques, les détails les plus essentiels, que l'anatomiste seul, qui connaît la valeur de ces détails, peut faire saisir en disposant sa préparation dans le but de les mettre en évidence. La vérité, l'exactitude, la clarté, la manifestation nette et distincte des formes et des rapports, donneront beaucoup plus de valeur, pour la science, à un dessin d'anatomie fait par un anatomiste, qui sera cependant un dessinateur médiocre, que les effets pittoresques qu'aurait cherchés en premier lieu un peintre distingué, n'ayant aucune intelligence de la science.

Parmi les moyens que peut employer encore l'art de l'anatomiste pour conserver le souvenir des formes organiques, on doit citer les modèles en cire et en carton-pierre, ou même en plâtre (1), dont les cabinets anatomiques d'Italie, de France et d'autres lieux, possèdent des exemplaires plus ou moins utiles. Cette *Anatomie modelée* vient d'être surpassée par un nouveau procédé, inventé par M. le docteur Félix Thibert (2). Au moyen du *carton-pâte*, ce jeune anatomiste parvient à représenter avec la plus grande exactitude les formes et les tissus les plus déliés, auxquels son art, comme peintre, sert à communiquer les couleurs naturelles. L'invention du carton-pâte et son application à l'Anatomie pathologique, dont il est souvent difficile de conserver, dont il est heureusement impossible de multiplier les exemples instructifs, feront épo-

(1) *Anatomie humaine et comparée, moulée en plâtre sur nature, et peinte d'après les préparations*, publiée par Aimé Robert et Émile Küss. Strasbourg, 1840.

(2) *Nouveau système d'anatomie humaine et comparée*, par F. Thibert, D. M. P., fondé sur les avantages du relief, etc. Paris, 1839.

que dans l'histoire de l'art de l'anatomiste (1).

Tels sont les différents points de vue sous lesquels on peut envisager l'Anatomie de l'homme et des animaux dans son état actuel.

Cette science importante, cette science immense, si on l'étend à tout ce qui a vie, cette science infinie comme la nature organisée, sinon dans sa réalité actuelle, du moins dans son sujet et dans son but, a pris place de nos jours (1) parmi les sciences naturelles, comme une apparition gigantesque, comme un nouveau monde, offrant à l'investigateur de la nature un vaste champ sans limites de découvertes incessantes.

(1) *Voir* C. Duméril : *Essai sur les moyens de perfectionner et d'étudier l'art de l'Anatomiste.* Paris, 1803. — Et le *Nouveau Manuel de l'Anatomiste*, par E.-A. Lauth, 2e édit. Paris, 1836.

(1) Nous faisons tous nos efforts pour donner une esquisse de ses progrès récents et de son état actuel, dans la nouvelle édition des *Leçons d'Anatomie comparée* de G. Cuvier, dont le t. VII paraît en ce moment. Paris, Fortin, Masson et Compagnie, 1840.

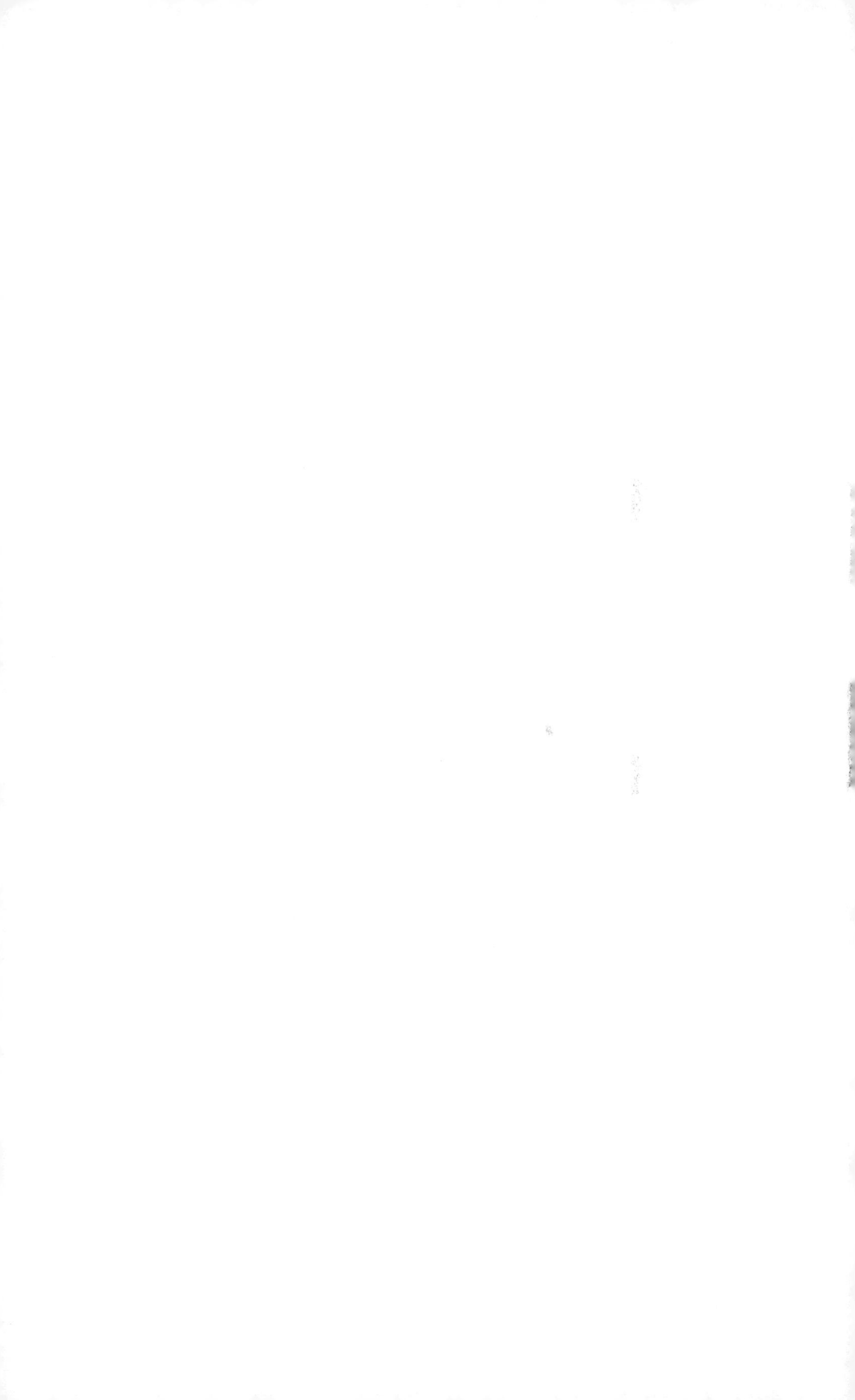

www.ingramcontent.com/pod-product-compliance
Ingram Content Group UK Ltd.
Pitfield, Milton Keynes, MK11 3LW, UK
UKHW020407250726
13967UKWH00006B/2518